Lecker abnehmen

Vorwort

Abnehmen. Ein leidiges Thema oder? Die Zeiten in denen man sich stundenlang im Fitnessstudio quälen musste und nur das obligatorische Grünzeug essen durfte, gehören aber zum Glück schon lange der Vergangenheit an. Wer ein paar zusätzliche Pfunde verlieren will, kann sich mittlerweile vor Diättipps und Ernährungstrends kaum noch retten. Low Carb, Intervallfasten oder Paleo. Bei so vielen Ernährungsformen verliert man schnell mal den Überblick. Dieses Buch schafft Abhilfe!

Kaum ein anderes Thema ist individueller und auch persönlicher als die eigene Ernährung. Nicht jede Ernährungsform passt gleichermaßen zu jeder Person. Die Lebensweise, der Alltag, die Sportlichkeit und der Stoffwechsel. Allesamt Indikatoren, die das Abnehmen beeinflussen. Doch nicht nur die Ernährung, sondern auch Ihr Lebensstil spielt eine Rolle. Dieses Buch vermittelt Ihnen allerdings nicht nur Ernährungsmethoden und Rezepte. Hier erfahren Sie auch was genau eigentlich Kohlenhydrate sind, wie Sie richtig trinken, welche Rolle Sport beim Abnehmen spielt und wie die Müllabfuhr im Körper funktioniert. Denn das Abnehmen ist ein hochkomplexer Prozess in unserem Organismus der nur unter bestimmten Voraussetzungen funktioniert. Hier erfahren Sie ganz detailliert, was sich hinter den einzelnen Diäten verbirgt, welche Abnehm-Methode die Richtige für Sie ist und bekommen allerhand nützliche Tipps. Natürlich finden Sie hier auch viele leckere und vor allem leichte Rezepte zum nachkochen und abnehmen.

Guten Appetit!

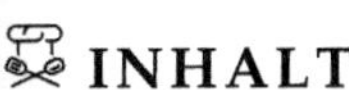 # INHALT

Gesund Abnehmen

DIE RICHTIGE ERNÄHRUNG

Kaum etwas Anderes wird in unserer heutigen Zeit so stark zelebriert, wie der Fitness Lifestyle der Influencer, Sportler, Promis und Topmodels. In dieser Welt sind alle merkwürdig geradezu grotesk, die nicht mindestens fünfmal in der Woche Woche ins Fitnessstudio gehen. Frauen sind schlank, haben einen nahezu unmenschlich flachen Bauch. Die Männer sind natürlich alle durchtrainiert mit Sixpack und Bizeps. Gegessen wird ausschließlich Obst und Gemüse, bloß keine bösen Kohlenhydrate. Diese Bilder begleiten einen Menschen von Kindesbeinen an. Schöne Frauen müssen immer schlank, Männer immer maskulin und durchtrainiert sein. Der Kampf mit dem Gewicht fängt meist schon in der Pubertät an. Wenn alle Freundinnen sehr dünn sind, kommt man selbst vielleicht etwas pummelig daher, auch wenn Sie das gar nicht sind oder waren. Als „Normalo" bleibt man dabei leider oft auf der Strecke.

Es gibt aber auch die andere Seite. Wir leben in einer Welt, in der fast zwei Milliarden Menschen übergewichtig sind. In Deutschland sind 67% aller Männer, also gut ein Drittel und 53% der Frauen, demnach gut die Hälfte übergewichtig. Ob ein Mensch übergewichtig ist oder nicht, wird an dem Body Mass Index kurz BMI bemessen. Der BMI drückt das Verhältnis der Körpermasse, also des Gewichts, zur Körpergröße im Quadrat aus. Bei einem BMI ab 25 wird von Übergewicht gesprochen. Sie sollten sich dabei allerdings klarmachen, dass der BMI nicht das Maß aller Dinge ist. Das Geschlecht, das Alter oder die Fitness, zum Beispiel vorhandene Muskelmasse, wird dabei nämlich nicht berücksichtigt. Es gibt also keinen Grund zur Panik, wenn Sie ein wenig über dem Richtwert von 25 liegen.

Viel wichtiger als Zahlen oder Influencer ist aber, dass Sie sich selbst in Ihrer Haut wohlfühlen und mit sich und Ihrem Körper zufrieden sind! Nur weil Sie ein paar Kilos zu viel haben sind Sie nicht weniger schön, als schlankere Personen. Dick oder dünn liegt, genauso wie die Schönheit, ohnehin immer im Auge des Betrachters. Sie sind schön, so wie Sie sind.

Wenn Sie jedoch anfangen, sich in Ihrer eigenen Haut unwohl zu fühlen und sich nach alten Zeiten zurücksehen, als die Hose von damals noch gepasst hat oder als Sie noch viel leichter und schlanker waren, dann sollten Sie den Kampf gegen die zusätzlichen Pfunde in Angriff nehmen. Kaum ein anderes Thema hat in den letzten Jahrzehnten derart an Komplexität gewonnen als das Abnehmen. Der Markt überhäuft uns fast täglich mit neuen Produkten und Konzepten die einen schnellen Gewichtsverlust ohne Jojo-Effekt versprechen. Superfoods, Detox, Smoothies oder Shakes sind aus unserer heutigen Ernährungskultur kaum noch wegzudenken. Sie alle versprechen Gesundheit, Wohlbefinden und Schönheit. Abnehmen quasi nebenbei ohne Hungern, langes Kochen und Verzicht. Geht das überhaupt?

Wenn Sie abnehmen wollen ist es das Wichtigste, die eigene Ernährung dauerhaft umzustellen. Der klassische Fehler, der leider häufiger vorkommt ist der, dass Sie sich über einen bestimmten Zeitraum anders ernähren oder einfach weniger essen bis Sie Ihr Wunschgewicht erreicht haben. Danach fallen Sie wieder in Ihr vorheriges Essverhalten zurück. Dies führt zum allseits bekannten Jojo-Effekt und Sie nehmen recht schnell wieder zu. Auf lange Sicht hilft nur eine dauerhafte Ernährungsumstellung, die Sie dabei unterstützt, Ihr Gewicht langfristig zu halten.

Deswegen ist es umso wichtiger, dass Sie sich für eine gesunde Ernährung entscheiden, die individuell zu Ihnen, Ihren Gewohnheiten und Ihrem Leben passt. Das Ernährungskonzept sollte sich gut in Ihren Alltag und Ihren Job integrieren lassen. Dabei sind verschiedene Faktoren wichtig: Essen Sie immer zu gleichen Uhrzeiten oder so wie es gerade passt? Haben Sie Unverträglichkeiten, gesundheitliche Probleme oder verzichten Sie bewusst auf bestimmte Lebensmittel? Verwerten Sie Kalorien eher morgens oder doch abends besser?

Jeder Abnehm-Trend bietet Vor- und Nachteile, sowohl in der Handhabung als auch im Bezug auf die Gesundheit. Damit Sie nicht stundenlang recherchieren und sich allein durch den riesigen Diäten Dschungel kämpfen müssen, können Sie sich in diesem Buch umfassend über die bekanntesten und beliebtesten Ernährungsformen informieren. So finden Sie das Diätkonzept, das wirklich zu Ihnen passt. Das Ziel ist es nicht nur abzunehmen, sondern sich auch schön, gesund und wohlfühlen.

Die Rezepte in diesem Buch sind gesund und eignen sich hervorragend zum Abnehmen. Damit Sie Ihren kompletten Tag nach Ihrem Plan gestalten können, finden Sie zu jeder Diät Rezepte für das Frühstück, Mittag- bzw. Abendessen und Dessertrezepte. Um für Abwechslung zu sorgen, finden Sie bei den Hauptgerichten jeweils ein Fleisch-, Fisch- sowie ein vegetarisches oder veganes Gericht. So ist definitiv für jeden etwas dabei!

Übrigens: Ein bewährtes Konzept ist der sogenannte „Cheat Day". Aus dem Englischen übersetzt heißt das so viel wie „Schummel Tag". An einem Tag in der Woche sollten Sie von Ihrer Diät Tag Pause einlegen. An diesem Tag können Sie Essen was und so viel Sie wollen. Wenn Sie zum Beispiel auf Kohlenhydrate verzichten oder am Wochenende abends Essen gehen wollen. So können Sie an einem Tag im Wochenende schlemmen worauf Sie Lust haben. Der Sinn des „Cheat Days" liegt hauptsächlich in der Motivation. Er ist eine kleine Auszeit vom permanenten Abnehmen, verleiht neue Energie und motiviert wieder mit Vollgas weiterzumachen. Zudem wird dem Cheat Day nachgesagt, er solle sich positiv auf den Stoffwechsel auswirken. Häufig nimmt man deswegen am Tag auch nur wenig bis gar nicht zu. Zudem verhindern Sie dadurch einen Mangel an Nährstoffen und füllen Ihre Speicher wieder auf.

Ernährungskonzepte

LOW CARB

Eine der bekanntesten und häufig von Influencern zelebrierte Abnehm-Methode ist die Ernährungsform Low Carb. Dies bedeutet frei übersetzt „wenig Kohlenhydrate". Und genau das ist es auch. Bei dieser Ernährungsform wird die Zufuhr von Kohlenhydraten stark beschränkt. Je nach Intensität dürfen täglich nur noch zwischen 50 g und 70 g Kohlenhydrate pro Tag gegessen werden. Der Schwerpunkt liegt hier dann auf einer sehr proteinreichen oder, wie bei der Ketogenen Diät, auf einer fettreichen Ernährung. Auch eine hohe Ballaststoffzufuhr ist dabei wichtig. Bei der Low Carb Ernährung fallen also Lebensmittel wie: Nudeln, Brot, Kartoffeln, Zucker, Süßigkeiten, Müsli oder andere Getreideprodukte komplett weg bzw. werden stark reduziert. Durch die Reduktion von Kohlenhydraten soll der Blutzuckerspiegel nicht so schnell ansteigen und Heißhungerattacken vorgebeugt werden. Zudem soll der Körper künftig den Stoffwechsel umstellen und die Fettreserven zur Energiegewinnung nutzen und nicht mehr die Kohlenhydrate.

Doch was sind Kohlenhydrate eigentlich? Und sind Sie wirklich so schlecht wie ihr Ruf? Zunächst einmal vorweg: Kohlenhydrate sind wichtig für den Körper, die Sauerstoffzufuhr und die Funktion des Gehirns. Ganz auf darauf zu verzichten, zum Beispiel in Form einer Now Carb Ernährung ist nicht empfehlenswert. Kohlenhydrate gehören zu den sogenannten

Makronährstoffen die nebenbei noch aus Protein und Fett bestehen. Diese drei Stoffe benötigt der Organismus zur Energiegewinnung sowie das Aufrechterhalten der Körperfunktionen. Aber was verbirgt sich eigentlich hinter Kohlenhydraten?

Kohlenhydrate selbst sind die Stoffe aus der Nahrung die zuerst verwertet und in Energie umgewandelt. Bei Kohlenhydraten handelt es sich im Wesentlichen um Zuckermoleküle. Zucker ist demnach der Hauptbestandteil. Das heißt aber nicht, dass alle Lebensmittel die viele Kohlenhydrate enthalten auch gleichzeitig süß schmecken oder Süßigkeiten sein müssen. Vielmehr enthalten auch Getreide und dessen Erzeugnisse, wie Nudeln oder Brot sehr viele dieser Zuckermoleküle. Erst wenn die Kohlenhydrate aufgebraucht sind, konsultiert unser Körper die vorhandenen Fettreserven und baut diese langsam ab. Insulin transportiert die Nährstoffe in die Leber und Muskeln und lagert sie dort ein. Wird die Menge an Kohlenhydraten reduziert werden alle eingelagerten Nährstoffe aufgebraucht. Unser Stoffwechsel passt sich dieser Veränderung an und beginnt nun die notwendige Energie aus Fett und den Fettreserven zu ziehen. Dieser Vorgang nennt sich auch Ketogenese. Bei Low Carb liegt der Schwerpunkt stärker auf einer Eiweißreichen Ernährung die die Muskelmasse gut erhält. Bei der Ketogenen Diät ist die Ernährung weitaus fettreicher um den Effekt der Ketogenese herbeizuführen. Beide Ernährungskonzepte, sowohl Low Carb als auch die Keto Diät reduzieren also beide jeweils Kohlenhydrate.

Doch wie genau nimmt man dadurch eigentlich ab? Sowie Fett nicht gleich Fett ist sind Kohlenhydrate nicht gleich Kohlenhydrate. Wie Sie bereits wissen, bestehen Kohlenhydrate aus Zuckermolekülen. Es gibt zum einen die Monosaccharide (auch Einfachzucker genannt) und Disaccharide (auch Zweifachzucker genannt). Vermutlich sind Ihnen die Bezeichnungen Glucose (Traubenzucker) und Fructose (Fruchtzucker) besser vertraut. Der Ein- und Zweifachzucker gehören zu den sogenannten kurzkettigen Kohlenhydraten. Diese sind hauptsächlich in Obst und Süßigkeiten, wie Schokolade enthalten. Neben dem Ein- und Zweifachzucker gibt es auch noch den Mehrfachzucker auch Polysaccharide genannt. Dazu zählt zum Beispiel die Stärke, die in Nudeln, Brot, Kartoffeln, Vollkornprodukten oder Hülsenfrüchten enthalten sind. Diese zählen dann zu den langkettigen Kohlenhydraten. Die langkettigen Kohlenhydrate gelten als wertvollerer Nährstoff. Um Kohlenhydrate zu verarbeiten schüttet der Organismus Insulin aus, das die Zuckermoleküle aufspalten muss und diese dann verwertet. Die kurzkettigen Kohlenhydrate enthalten nur wenige Moleküle. Das Aufspalten geht dadurch schneller. Dies hat allerdings zur Folge, dass der

Blutzuckerspiegel schnell ansteigt und Zucker eingelagert wird. Heißhunger und Zuckerüberschuss sind die Folge. Die langkettigen Verwandten hingegen werden langsamer abgebaut, da die Aufspaltung der vielen Moleküle länger dauert. Sie fühlen sich dadurch schneller satt und der Blutzuckerspiegel steigt nur langsam.

Genauso wie bei den gesättigten und ungesättigten Fetten sind auch die kurz- oder langkettigen Kohlenhydrate nicht gleichermaßen wertvoll. Ein schnell erhöhter Blutzuckerspiegel sollte demnach vermieden werden, da sonst Zucker in Fettzellen eingelagert werden und das Abnehmen behindern. Haben Sie schon einmal etwas vom Glykämischen Index gehört? Nein? Der Glykämische Index (auch GI) soll ein Indikator für die Wertigkeit von Kohlenhydraten darstellen. Er gibt an welchen Einfluss die Kohlenhydrate auf den Blutzuckerspiegel haben. Ein hoher GI sagt aus, dass der Blutzucker durch das Nahrungsmittel schneller ansteigt. Ein niedriger GI weist auf eine langsame Steigung des Blutzuckerspiegels hin. Es geht hierbei aber nicht um die Menge der Kohlenhydrate, sondern um die kurz- oder langkettigkeit und wie schnell oder langsam diese den Blutzuckerspiegel ansteigen lassen.

Kohlenhydrate sind eigentlich gar nicht so schlecht wie Ihr Ruf. Sie machen also nicht grundsätzlich Dick und sind auch nicht pauschal ungesund. Der Körper benötigt Kohlenhydrate für den Stoffwechsel. Abnehmen funktioniert zum Beispiel auch mit einer normalen kohlenhydrathaltigen Ernährung. Dennoch kann die Reduzierung beim Abnehmen helfen und schnelle Erfolge erzielen. Sie sollten aber nicht vergessen einen „Cheat Day" pro Woche einzulegen. Sie können auch unter der Woche eine kohlenhydratarme Ernährung vorziehen, während Sie am Wochenende normal essen.

Rezeptideen:
FRÜHSTÜCK:

APFEL-NUSS-MÜSLI

Leckeres Low Carb Müsli, dass sich schnell und einfach zubereiten lässt.

Nährwerte: 296 Kalorien, 12 g Kohlenhydrate, 23 g Fett, 8 g Eiweiß

Zutaten: (4 Personen)

100g Mandelblättchen

2 Äpfel

50 g gehackte Walnüsse

100 ml Milch

Zimt

Zubereitung:

1. Die Äpfel (je nach Vorliebe geschält oder ungeschält) in mundgerechte Stücke schneiden.
2. Die Mandelplättchen und die Walnüsse untermischen und mit Zimt abschmecken.
3. Die Milch hinzufügen. Alternativ kann auch pflanzlichen Drink verwendet werden.

MANDELPFANNKUCHEN

Köstliche zuckerarme Pfannkuchen.

Nährwerte: 310 Kalorien, 7 g Kohlenhydrate, 17 g Fett, 29 g Eiweiß

Zutaten: (4 Personen)

100 g Mandeln

350 ml Milch

100g Eiweißpulver

25 g Stevia

1 Päckchen Backpulver

1 TL Vanillearoma

Pflanzenöl

Zubereitung:

1. Die Mandeln mit dem Stevia, dem Eiweißpulver, dem Backpulver und der Milch in eine Schüssel geben und mit einem Mixer zu einem glatten Teig verrühren. Danach das Vanillearoma hinzufügen.

2. Anschließend das Öl in einer Pfanne erhitzen.

3. Mit einem großen Löffel kleine Häufchen in die Pfanne und im heißen Öl jede Seite ca. 3 Minuten ausbacken.

4. Die Pfannkuchen schmecken sowohl mit süßen als auch mit herzhaften Toppings.

Hauptgerichte:

Fleisch:

ÜBERBACKENE HÄHNCHENBRUST MIT SPINAT UND MOZZARELLA

Nährwerte: 195 Kalorien, 3.5 g Kohlenhydrate, 31 g Fett, 3.5 g Eiweiß

Zutaten: (4 Personen)

4 große Stücke Hähnchenbrust

300 g gefrorener Blattspinat

85 g Mozzarella

1 Paprika

1 Teelöffel Olivenöl

3 Knoblauchzehen

Salz und Pfeffer

Zubereitung:

1. Den Backofen auf 200 ° vorheizen.

2. Das Hähnchen mit Salz und Pfeffer kräftig abschmecken. In einer Grillpfanne anbraten bis es nicht mehr rosa ist.

3. In einer zweiten Pfanne das Öl erhitzen und den Knoblauch darin leicht anbraten.

4. Anschließend den Spinat mit Salz und Pfeffer hinzufügen und ca. 3 Minuten braten.

5.   Legen Sie die Hähnchenbrust auf ein Backblech. Verteilen Sie den Spinat gleichmäßig auf den einzelnen Stücken.

6.   Bestreuen Sie anschießend alle Stücke mit Mozzarella und legen zusätzlich zwei Stücke der Paprika darauf.

7.   Alles ca. 5 Minuten lang im Ofen überbacken.

Fisch:

LACHS MIT FRÜHLINGSBRÜHE UND GEMÜSE

Nährwerte: 337 Kalorien, 8 g Kohlenhydrate, 19 g Fett, 30 g Eiweiß

Zutaten: (4 Portionen)

4 Stücke Lachs (ca. 120 g)

850 ml Gemüsebrühe

8 Babyknollen Fenchel

Olivenöl

1 Handvoll Minze

1 Handvoll Basilikum

Meersalz und Pfeffer

100 g Erbsenschoten

100 g Bohnen

100g Zuckerschoten

Zubereitung:

1.   Die Brühe im Topf oder einer großen Pfanne zum Kochen bringen. Fügen Sie anschließend den Fenchel hinzu und lassen Sie diesen 5 Minuten kochen.

2.   Etwas Öl in einer beschichteten Pfanne erhitzen. Den Lachs mit Olivenöl, den frischen Kräutern sowie mit Salz und Pfeffer würzen. Ca. 4 Minuten auf der Hautseite braten lassen.

3. Wenn der Fenchel gar ist, die Bohnen und die Zuckerschoten hinzufügen. Nach 2 Minuten die Erbsen hinzugeben.

4. Das Gemüse mit der Brühe auf einem Teller servieren und Lachs darauf geben.

Tipp: Eine selbstgemachte Aioli oder Dill-Mayonnaise rundet das Gericht zusätzlich ab.

Vegetarisch:

AUBERGINEN LASAGNE

Eine schmackhafte Lasagne Alternative.

Nährwerte: 330 Kalorien, 10 g Kohlenhydrate, 21 g Fett, 20 g Eiweiß

Zutaten: (4 Portionen)

2 Auberginen

1 Dose Tomaten

1 Zwiebel

1 Knoblauchzehe

1 Karotte

1 Brokkoli

150 g geriebener Käse

50 g Parmesan

Italienische Kräutermischung (TK)

Oregano

ÖL

Salz und Pfeffer

Zubereitung:

1. Den Backofen auf 220 ° vorheizen.

2. Zunächst in Aubergine in Scheiben schneiden und in einer heißen Pfanne mit etwas Öl leicht braun anbraten.

3. Den Brokkoli und die Zwiebel in Stücke schneiden. Die Karotte mit einem Sparschäler in feine Scheiben raspeln.

4. Anschließend das Gemüse mit der Zwiebel und dem Knoblauch in einer Pfanne anbraten.

5. Den geriebenen Käse und den Parmesan hinzugeben.

6. In eine Auflaufform abwechseln die Soße und die Auberginenscheiben schichten bis eine Lasagne entsteht. Zum Schluss noch ein wenig Käse zum Überbacken zufügen.

7. Die Low Carb Lasagne ca. 20 Minuten im Ofen backen lassen, bis der Käse goldbraun ist.

Dessert:

KEKSTEIGBÄLLCHEN

Dieser Snack kommt ohne Eier und Getreide aus.

Nährwerte: 90 Kalorien, 1.3 g Kohlenhydrate, 2.6 g Eiweiß, 6 g Fett

Zutaten:

½ Tasse Mandelmus

1 Teelöffel Zimt

3 Esslöffel Kokosmilch

3 Esslöffel Kokosmehl

3 Esslöffel Birkenzucker

15 Tropfen aromatisierter Stevia

1 Teelöffel Vanillearoma

1 Prise Salz

Topping:

3 Esslöffel Birkenzucker

Zimt

Zubereitung:

1. Mandelmuss, Zimt, Kokosmilch, Kokosmehl, Birkenzucker, Vanillearoma, Salz und Stevia in eine Schüssel geben und zu einem Teig mischen
2. Anschließend kleine Bällchen formen.
3. Die Teigbälle in dem Gemisch aus Birkenzucker und Zimt wälzen.
4. Die Cookie Teig Bällchen im Kühlschrank aufbewahren.

TRIFFLE MIT AVOCADO, BANANE UND HIMBEEREN

Nährwerte: 357 Kalorien, 9 g Kohlenhydrate, 33 g Fett, 4 g Eiweiß

Zutaten: (4 Portionen)

½ Banane

1 Avocado

¾ Tasse Kokoscreme

1 Esslöffel Zitronensaft / Abrieb

85 g Himbeeren

1 Esslöffel Vanillearoma

50 g Pekannüsse

Zubereitung:

1. Die Banane mit der Avocado in einer Schale zu einer Masse verarbeiten (entweder mit der Gabel oder dem Pürierstab). Die Kokoscreme und das Vanillearoma unterrühren und alles zu einer Creme vermischen.
2. Die Himbeeren ebenfalls mit etwas Vanillearoma verfeinern. Schichten Sie abwechselnd die Creme und die Himbeeren in einem Glas auf.
3. In einer Pfanne die Pekannüsse leicht anrösten. Das aufgeschichtete Desser mit den Nüssen garnieren.

INTERVALLFASTEN

Eine der wohl ältesten Formen des Fettabbaus ist das Fasten. Das Konzept an sich ist eigentlich nicht neu. Schon seit Urzeiten fastete der Mensch, mal mehr mal weniger. Denn nicht immer hatten unsere Vorfahren genug zu essen. Gab es viel Nahrung wurde reichlich geschlemmt. Jedoch konnte es bei einer schlechten oder einer erfolglosen Jagd durchaus passieren, dass es mehrere Tage mal nichts zu essen gab. So wurde quasi immer mal wieder, wenn auch unfreiwillig, gefastet. Der Körper lagert für schlechte Zeiten, Fettreserven und zusätzliche Energie ein, auf die er zurückgreifen kann, wenn es über einen längeren Zeitraum keine Nahrung mehr gibt. Bei längeren Hungerperioden wird jedoch nicht nur Fett, sondern auch Eiweiß und Muskelmasse abgebaut. Wenn über einen Zeitraum zum Beispiel von mehreren Tagen nichts oder nur sehr wenig gegessen wird, drosselt der Organismus den Stoffwechsel und schaltet auf „Sparflamme". Das können Sie sich als eine Art Stand-by vorstellen. Der Körper verbraucht dann weniger Energie als normalerweise. Wird später wieder Nahrung zugeführt, wird diese sofort in Fettreserven umgewandelt. Durch hungern nimmt man daher nicht wirklich ab. Sobald wieder etwas oder normal gegessen wird, ist der berüchtigte Jojo-Effekt auch schon da. Grundsätzlich baut der Organismus zuerst alles andere ab, bevor er an die für Ihn überlebenswichtigen Fettreserven rangeht. Zuerst sind die Muskelmasse und die Proteine dran, dann die Fettreserven. Das klingt erstmal alles ziemlich ungerecht, war für unsere Vorfahren jedoch überlebenswichtig um längere Hungerperioden zu überstehen.

Das Fasten an und für sich, spielte auch in den Weltreligionen schon immer eine große Rolle. In vielen Glaubensrichtungen ist der Nahrungsverzicht eine uralte Tradition die seit Jahrtausenden praktiziert wurde und zum Teil auch immer noch praktiziert wird. Im Christentum wird traditionell von Aschermittwoch bis Ostern gefastet. Damals wurde in diesen 40 Tagen keinerlei feste Nahrung zu sich genommen. Besonders in den Klöstern wurde die Fastenzeit streng praktiziert. Übrigens nahmen die Mönche damals viel nahrhaftes Bier zu sich, da das Hopfengetränkt genug sättigte. Auch heutzutage ist es noch üblich, nach Aschermittwoch 40 Tage lange zu fasten. Dabei wird allerdings nur noch selten komplett auf Nahrung verzichtet. Meist werden kleinen Lastern, wie Süßigkeiten oder Zigaretten entsagt. Im Islam hat das Fasten ebenfalls eine lange Tradition. Hier gibt es den Fastenmonat Ramadan. Dabei wird einen Monat lang gefastet das heißt, dass vor Sonnenaufgang weder feste Nahrung noch Getränke konsumiert werden dürfen. Für gläubige Muslime gehört der

Ramadan zur Pflicht und wird nach wie vor ausgelebt. Auch in anderen Glaubensrichtungen wie im Buddhismus spielt das Fasten eine große Rolle. Die Gründe für das religiöse Fasten sind die Reinigung von den Sünden, die Nähe zum Schöpfer, Demut oder die Lossagung von weltlichen Lastern und Besitztümern.

Doch wie kann das Fasten denn eigentlich beim Abnehmen helfen? Nun die Rede ist hierbei nicht vom klassischen Heilfasten. Beim Heilfasten wird über einen bestimmten Zeitraum auf feste Nahrung verzichtet. Erlaubt sind nur Wasser, ungesüßter Tee oder Gemüsebrühe. Dabei steht auch nicht unbedingt das Abnehmen im Vordergrund. Es geht vielmehr um den gesundheitlichen Effekt. Heilfasten soll dabei helfen, den Körper zu entschlacken und Giftstoffe heraus zu spülen. Detox oder Entgiften wird das Ganze auch genannt. Zum Abnehmen ist diese Methode eher weniger geeignet, da sehr schnell der Jojo-Effekt wieder eintritt. Der Organismus schaltet in dieser Zeit der verringerten Nahrungsaufnahme, wie oben dargestellt, auf Sparflamme und verbraucht ohnehin weniger Energie. Wenn Sie wieder normal essen, werden Sie die verlorenen Kilos wieder zunehmen, da erstmal wieder Fettreserven angelegt werden.

Wenn Sie Abnehmen wollen, lautet das Zauberwort Intervallfasten auch Intermittierendes Fasten oder Teilzeitfasten genannt. Dabei wird in Intervallen auf Nahrung verzichtet. Sie essen also über einen bestimmten Zeitraum nichts oder nur sehr wenig. Dann wieder normal. Intervallfassten hat den Vorteil, dass durch die kürzeren Fastenzeiten der Stoffwechsel nicht herunterfährt. Es wird also sofort an den ungeliebten Fettzellen genagt. Doch wie funktioniert Intervallfasten denn nun genau? Diese Frage lässt sich nicht pauschal beantworteten. Es gibt nämlich viele verschiedene Modelle des Intervallfastens. Sie können sich genau das Modell aussuchen, dass zu Ihnen, Ihrem Alltag und Ihren Gewohnheiten passt.

Sie lernen die zwei populärsten Arten des Intervallfastens kennen:

5:2 Methode

Sehr beliebt ist die 5:2 Methode. Das Prinzip ist eigentlich ganz einfach. An fünf Tagen in der Woche essen Sie völlig normal. An den restlichen zwei Tagen wird gefastet. An den Fastentagen dürfen Frauen maximal 500 Kalorien zu sich nehmen. Männer mit 600 Kalorien dann etwas mehr. Die beiden Fastentage sollten aber nicht direkt aufeinander folgen sondern über die Woche verteilt werden. Bei dieser Methode liegt das Augenmerk auf der Menge an Nahrung die gegessen werden darf. Zudem darf während des Fastens nur Wasser oder ungesüßter Tee getrunken werden. Zuckerhaltige Getränke oder Kaffee sind tabu. An den beiden Tagen, an denen gefastet wird, greift der Organismus auf die Fettzellen zu. Da Sie nicht komplett auf Nahrung verzichten findet auch keine Umstellung des Stoffwechsels statt. Außerdem lassen sich die beiden Fastentage auch nach Belieben verschieben. Wenn Sie mal auf eine Feier eingeladen sind oder Essen gehen möchten, können Sie das Intervall einfach auf einen anderen Tag legen. Das macht die 5:2 Methode sehr flexibel und besonders alltagstauglich. Gerade dann, wenn es Ihnen nicht schwerfällt mal sehr wenig oder nichts zu essen. Übrigens finden Sie hier leckere Rezepte unter 500 Kalorien, damit Sie gut und lecker durch die Fastentage kommen.

16:8 Methode

Die zweite, ebenfalls sehr beliebte Variante, ist die 16:8 Methode. Hier wird nicht tage- sondern stundenweise gefastet. Die Fastenzeit wird demnach täglich durchgeführt und nicht wöchentlich. Auch hier ist das Prinzip recht simpel. Sie dürfen, über 24 Stunden verteilt, acht Stunden lang essen. Danach fasten Sie 16 Stunden lang, essen also in dieser Zeit gar nichts. Ein Beispiel: Wenn Sie morgens um 8 Uhr frühstücken, können Sie bis 16 Uhr essen. Danach fasten Sie bis zum nächsten Morgen um 8 Uhr. Hier stehen weniger die aufgenommenen Kalorien im Vordergrund. Bei dieser Methode kommt es genau auf die Zeiten an also wann Sie essen und wann Sie nicht essen. Durch die Fastenzeit von 16 Stunden jeden Tag, nehmen Sie dann ab. Aber warum eigentlich? Nach etwa 12 Stunden setzt in unserem Organismus die Fettverbrennung ein. Dementsprechend werden in den ersten 12 Stunden der Fastenphase die aufgenommene Nahrung komplett verwertet. Danach beginnt die Fettreduktion. Das Intervall ist lang genug um die Fettverbrennung zu Aktiveren, jedoch zu kurz um den Stoffwechsel herunterzufahren und auf Sparflamme zu schalten.

Für das Intervall von 8 Stunden gibt es eigentlich keine festgesetzten Regeln, was Sie essen dürfen und was nicht. Sie können also theoretisch alles essen. Wenn Sie jedoch übermäßig viel Kalorien konsumieren oder sich sehr ungesund ernähren, bleibt der positive Effekt natürlich aus. Zum Abnehmen muss immer ein Kaloriendefizit herbeigeführt werden. Das ist auch beim Intervallfasten so. Empfohlen werden drei Mahlzeiten über diese 8 Stunden verteilt. Auf Snack oder Süßigkeiten zwischendurch sollten Sie jedoch verzichten. Die 16:8

Methode lässt sich hervorragend in Ihren Alltag integrieren. Wichtig ist dabei, dass Sie jeden Tag zu den gleichen Uhrzeiten essen und fasten. Sie sollten demnach die Zeiten so wählen, dass Sie mit Ihren Gewohnheiten übereinstimmen. Dementsprechend muss entweder das Frühstück oder das Abendessen ausfallen. Wenn Sie sowieso nie frühstücken oder schlichtweg keine Zeit haben, bietet es sich an das Intervall so zu legen, dass Sie dafür abends noch etwas essen können. Wenn Sie jedoch auf den das Abendessen verzichten können aber ein Frühstück brauchen, machen Sie es einfach umgekehrt. Es gibt keine pauschale Regel, welche Mahlzeit Sie lieber auslassen sollten. Seit Jahren wird zum Beispiel suggeriert, dass das Frühstück die wichtigste Mahlzeit des Tages sei. Dennoch lässt sich diese Aussage nicht unbedingt verallgemeinern. Die Antwort liegt im Stoffwechsel. Denn der Organismus kann die zugeführten Kalorien nicht zu jeder Tageszeit gleich gut verwerten. So gibt es Menschen die grundsätzlich zunehmen, wenn Sie abends essen, selbst wenn Sie über den Tag verteilt relativ wenig gegessen haben. Das liegt daran, dass der Stoffwechsel die Nahrung am Abend nicht mehr so gut verwerten kann wie zum Beispiel am Morgen. In diesem Fall ist ein ausgiebiges Frühstück allemal zu empfehlen, weil die aufgenommeNahrung am Morgen besser verarbeitet werden kann. Es gibt jedoch auch Fälle, wo der Stoffwechsel genau anders herum arbeitet. Da sind die Kalorien morgen schlechter verwertbar als am Abend. In diesem Fall können Sie das Frühstück ausfallen lassen.

Dem Intervallfasten wird, neben der Gewichtsreduktion, auch mehrere Gesundheitliche Wirkungen zugeschrieben. Zum einen soll sich der kurzzeitige Nahrungsverzicht positiv auf Diabetes und Krebs auswirken. Studien dazu stehen aber noch aus. Intervallfasten fördert aber nachweislich die Zellerneuerung. Dieser Vorgang nennt sich Autophagie. Dabei Reinigen sich unsere Zellen quasi selbst, also eine Art Müllabfuhr. Der „Müll" in den Zellen wird abgebaut, was auf Dauer jung, fit und gesund halten soll. Ständiges essen behindert diesen Prozess. Die Hungerperioden beim Intervallfasten helfen dabei, die Autophagie zu aktiveren. Zudem haben Tests mit Mäusen gezeigt, dass die Mäuse die ein paar Stunden lang fasten mussten im Durchschnitt schlanker waren, länger lebten, eine bessere Gehirnleistung und Fettstoffwechsel hatten sowie eine höhere Sensibilität auf Insulin.

Wie bei jedem Ernährungskonzept hat auch das Intervallfasten ein paar Nachteile. Zum einen funktioniert das Abnehmen nur dann, wenn Sie einen sehr geregelten Tagesablauf haben, da es bei dieser Ernährungsform nur auf die Essenszeiten ankommt. Sie müssen demnach immer zu den gleichen Zeiten essen und fasten. Sobald sich die Hungerperiode um eine Stunde nach hinten verschiebt funktioniert das Konzept nicht mehr. Für Menschen die im Schichtdienst arbeiten oder auch terminlich nicht die Möglichkeit haben rechtzeitig zu essen ist die Methode eher ungeeignet. Selbst wenn Sie an einem Tag etwas länger schlafen und später Essen beziehungsweise länger fasten, geht das Konzept nicht mehr auf. Zudem braucht Ihr Körper auch erst eine gewisse Zeit, um sich an die neue Ernährung, den Rhythmus und die Hungerperioden zu gewöhnen. In den ersten zwei Wochen können Beschwerden wie Sodbrennen, Magenknurren oder Blähung auftreten, die aber wieder nachlassen. Über einen Zeitraum von 16 Stunden auf Nahrung zu verzichten ruft natürlich auch den Hunger hervor, der besonders zu Beginn sehr ausgeprägt sein wird. In diesem Fall gilt: Durchhalten! Der Organismus ist ein Gewohnheitstier. Wenn Sie sich einmal an die Hungerperiode gewöhnt haben, ist die Fastenzeit für Sie normal geworden und auch der Hunger vergeht. Gewöhnung ist eben alles.

Wenn Sie diese 8 Tipps beherzigen, steht Ihrem Abnehmerfolg nichts mehr im Weg.

Tipps zum Intervallfasten:

1. Erwarten Sie nicht zu viel auf einmal. Sie brauchen etwas Zeit um sich an das Intervallfasten zu gewöhnen.
2. Sie können mit minimalem Aufwand große Wirkung erzielen.
3. Wählen Sie eine Methode die zu Ihnen passt. Wenn es nicht klappt probieren Sie eine andere.
4. Trinken Sie ausreichend, verzichten Sie aber auf süße oder gesüßte Getränke und übermäßig viel Kaffee. Im Fastenintervall ist nur Wasser und Tee erlaubt.
5. Ernähren Sie sich gesund. Wenn Sie Ihre Essgewohnheiten nicht ändern, haben Sie keinen langfristigen Erfolg.
6. Setzen Sie sich selbst nicht so sehr unter Druck bleiben Sie aber konsequent. Sie müssen sich an die Hungerperioden gewöhnen auch, wenn Sie großen Hunger haben.
7. Mit Sport können Sie den gesundheitsfördernden Effekt des Intervallfastens noch unterstützen und verstärken.
8. Intervallfasten aktiviert die Müllabfuhr unserer Zellen.

Was genau darf denn nun eigentlich beim Intervallfasten gegessen werden? In der 16:8 Methode gibt es tatsächlich keine festen Regeln. Hier sind hauptsächlich die Zeiten entscheiden, wann Sie essen und wann Sie fasten. Erlaubt ist, was schmeckt. Auch

Kohlenhydrate und Süßigkeiten sind erlaubt. Das heißt allerdings nicht, dass Sie es übertreiben sollten und in den 8 Stunden hemmungslos der Völlerei frönen können. Um abzunehmen muss auch bei dieser Methode ein Kaloriendefizit erreicht werden. Auch für den gesundheitlichen Effekt den das Intervallfasten mitbringt, ist es natürlich empfehlenswert sich dementsprechend gesund zu ernähren. Um die Fastenzeit von 16 Stunden durchzuhalten, sollten Sie am besten auf Lebensmittel zurückgreifen, die lange sättigen und sich positiv auf den Blutzuckerspiegel auswirken um Heißhungerattacken zu vermeiden. Auch auf zugesetzten Zucker oder den übermäßigen Verzehr von Süßigkeiten sollten Sie verzichten. Eine ballaststoffreiche Kost, zum Beispiel in Form von Vollkornprodukten, macht lange satt und unterstützt die Verdauung.

Im 5:2 Modell ist an den 5 Tagen an denen Sie normal essen ebenfalls alles erlaubt. An den beiden Fastentagen dürfen maximal 500 Kalorien konsumiert werden. Bei Männern liegt die Grenze mit 600 Kalorien etwas höher. An den Fastentagen muss gut durchdacht werden, was gegessen werden kann. Da Sie in der 16:8 Methode sowieso essen können, was Sie wollen bekommen Sie hier Rezepte für die zwei Fastentage der 5:2 Methode an die Hand. Hier bieten sich insbesondere Suppen an.

Rezeptideen: (max. 500 kcal)

Frühstück:

GRIECHISCHER JOGHURT MIT BANANEN

Ein einfaches Rezept mit wenig Kalorien, dass trotzdem sättigt.

Nährwerte: 149 Kalorien (pro Portion)

Zutaten: (2 Portionen)

340 g fettarmer griechischer Joghurt

1 Banane

15 g (gemischte) Samen

Zubereitung:

1. Die Banane schälen und in dünne Scheiben schneiden.

2. Den Joghurt auf zwei Schälchen verteilen und die Bananen hinzufügen.

3. Zum Schluss die Samen darüber streuen.

Tipp: Also Süßungsmittel kann zum Beispiel Birkenzucker verwendet werden.

ZIMT PORRIDGE

Nährwerte: 219 Kalorien (pro Portion)

Zutaten: (2 Portionen)

60 g Haferflocken

300 ml Magermilch

Zimt

Halbe Zitrone

Zubereitung:

1. Die Milch mit den Haferflocken und dem Zimt ein einen Topf geben.
2. Bei mittlerer Hitze unter ständigem Rühren ca. 5 Minuten köcheln lassen, bis eine cremige Masse entsteht.
3. Den Porridge auf zwei Schalen verteilen. Anschließend die Birne nach Belieben in Stücke schneiden und unterheben oder darüber reiben.
4. Zum Schluss etwas Zitronensaft und eine Prise Zimt über den Porridge geben.

HAUPTGERICHTE:

Fleisch:

ZITRONEN-KRÄUTER HÜHNCHEN

Nährwerte: 240 Kalorien, 1 g Kohlenhydrate, 12 g Fett, 32 g Eiweiß

Zutaten: (6 Portionen)

6 Stück Hähnchenbrust (ohne Haut)

½ Esslöffel Balsamico Essig

1 Zitrone (Abrieb)

2 Esslöffel Olivenöl

25 g Parmesan

140 g Rucola

Marinade:

3 Rosmarinzweige

2 Knoblauchzehen

Zitronenabrieb

3 Esslöffel Öl

Salbeiblätter

Salz und Pfeffer

Zubereitung:

1. Die Zutaten für die Marinade nacheinander mit Mörser und Stößel zerkleinern bis eine Paste entsteht.
2. Legen Sie das Hähnchen in der Marinade ein, und lass Sie es mindestens 2 Stunden ziehen.
3. Öl in einer Grillpfanne erhitzen und das Hähnchen darin von beiden Seiten anbraten, bis es gar ist.
4. Den Rucola mit Öl, Balsamico Essig und Gewürzen abschmecken. Mit Parmesan garnieren.
5. Das Hähnchen auf dem Salat anrichten und mit Zitronenabrieb dekorieren.

Fisch:

GARNELEN-SALAT MIT NUDELN UND GRAPEFRUIT

Nährwerte: 228 Kalorien, 38 g Kohlenhydrate, 1 g Fett, 13 g Eiweiß

Zutaten: (6 Portionen)

400 g gekochte Garnelen

200 g dünne Reisnudeln

2 rosa Grapefruits

12 Kirschtomaten

Limettensaft

2 Teelöffel weicher brauner Zucker

1 große Chili

½ Salatgurke

2 Karotten

3 Frühlingszwiebeln

1 Esslöffel Fischsauce

Frische Minze

Frischer Koriander

Zubereitung:

1. Die halbe Gurke schälen, entkernen und in dünne Scheiben schneiden. Frühlingszwiebeln ebenfalls in Scheiben schneiden. Die Kirschtomaten halbieren. Danach die Möhren in dünne Stifte schneiden. Die Chilischote in zwei Hälften teilen und davon in Scheiben die andere in Würfel schneiden.
2. Legen Sie die Nudeln in eine ausreichend große Schüssel. Anschließend die Nudeln komplett mit kochendem Wasser bedecken. Die Schale abdecken und die Reisnudeln 10 Minuten ziehen lassen, bis sie weich sind.
3. Danach unter kaltem Wasser abspülen und abtropfen lassen.
4. Die Kirschtomaten in der Schüssel leicht mit der Gabel zerdrücken. Anschließend den Zucker, die Chilis, den Limettensaft und die Fischsauce dazugeben.
5. Die Nudeln unterrühren und die restlichen Zutaten inklusive der Garnelen und der Grapefruit untermischen.

6. Den Salat in kleine Schälchen verteilen und mit dem Rest der Chilis garnieren.

Vegetarisch:

SCHARFE KAROTTENSUPPE MIT LINSEN

Nährwerte: 238 Kalorien, 34 g Kohlenhydrate, 7 g Fett, 11 g Eiweiß

Zutaten: (4 Portionen)

500 g Karotten

140 g rote Linsen

125 ml Milch

2 Esslöffel Olivenöl

2 Teelöffel Kreuzkümmel

1 Prise Chiliflocken

1 l Gemüsebrühe

Naturjoghurt

Zubereitung:

1. Die Karotten zunächst Schälen und in grobe Stücke raspeln.
2. Den Kreuzkümmel mit den Chiliflocken ca. 1 Minute lang in einem großen Topf anbraten.
3. Das Olivenöl mit den Karotten, den Linsen, der Gemüsebrühe und der Milch dazugeben.
4. Alles ca. 15 Minuten lang köcheln lassen, bis die Linsen gar sind.
5. Die Suppe mit einem Stabmixer glattrühren. Wenn Sie die Suppe lieber gröber bevorzugen, können Sie den vorherigen Schritt auch weglassen.
6. Die Suppe in Schalen verteilen und mit einem kleinen Schuss Joghurt abrunden.

PALEO

Ein neuer Trend, der schon seit einiger Zeit Einzug in die Ernährungskultur hält ist die
sogenannte Paleo Ernährung. Paleo steht für Paläolithikum, was so viel wie Steinzeit
bedeutet. Und das erklärt auch schon den Grundsatz dieser Ernährungsweise. Gegessen wir
nur das, was unsere Vorfahren in der Steinzeit bereits zu sich nahmen. Dies gilt als gesund
und naturbelassen. Paleo ist auch keine Diät im eigentlichen Sinn. Zwar können Sie damit
abnehmen, es ist aber vielmehr eine Ernährungsweise die von Anhängern dauerhaft
durchgeführt wird.

Doch was heißt eigentlich essen wie in der Steinzeit? Das bedeutet nicht, dass Sie Ihre
Mahlzeiten künftig nur noch auf offenem Feuer zubereiten dürfen. Im Gegenteil. Die Steinzeit
bezieht sich hier eher auf die Lebensmittel die gegessen werden. Diese sollen möglichst
naturbelassen sein. Industriell verarbeitete Produkte, wie Nudeln, Brot, Getreide oder
Fertiggerichte sind absolut tabu. Erlaubt sind demnach Fleisch, Eier, Gemüse, Salat, Nüsse
und Obst. Teilweise kann auch in kleinen Mengen Milch konsumiert werden. Dies hängt
auch davon, wie streng Sie sich Paleo ernähren wollen. Eigentlich ist Milch nicht Paleo
konform. Wenn Sie aber nicht darauf verzichten können ist es in kleinen Mengen auch
erlaubt. Die einen so die anderen so. Kaffee sowie Alkohol oder Zigaretten sind ebenfalls
verboten. Grundsätzlich ist die Paleo Ernährung überwiegend proteinlastig. Sie nehmen
durch Fleisch, Fisch und Eier viel Protein zu sich. Das Konzept von Paleo besagt, dass unser
Organismus nicht auf verarbeitete Produkte, Getreide oder Milchprodukte ausgelegt ist.
Pflanzliche Drinks wie Mandel oder Nuss Drinks sind erlaubt, wenn Sie keine oder nur
wenige Zusatzstoffe enthalten.

Unser Körper kann am besten das vertragen und verdauen, was die Natur ihm gibt und
worauf eher ursprünglich eigentlich ausgelegt ist. Das alles sind Produkte die in der Steinzeit
konsumiert wurden. Kuhmilch konnte zum Beispiel ursprünglich gar nicht vom Menschen
verdaut werden. Dies war erst durch eine Mutation im Verdauungstrakt möglich. Genauso
wurde Ackerbau erst später in der Menschheitsgeschichte betrieben. Demnach sind auch
keine Gemüsesorten erlaubt, die angebaut werden müssen zum Beispiel Kartoffeln. In der
Steinzeit musste demnach gegessen werden was gejagt oder gesammelt werden konnte. Das
gleiche Konzept verfolgt auch die Paleo Ernährung. Auch die Qualität der Lebensmittel spielt
hier eine wichtige Rolle. Gegessen werden nur hochwertige Produkte ohne Konservierungs-
oder Zusatzstoffe.

Vorteil der Paleo Ernährung sind die positiven Effekte auf die Gesundheit. Wenig verarbeitete und naturbelassene Lebensmittel sind gesund und helfen Krankheiten wie Herzkreislaufproblemen oder Diabetes vorzubeugen. Zudem müssen Sie auch sehr viel selbst kochen. Sie wissen also genau, was in Ihren Gerichten drin ist.

Kritiker hingehen bemängeln, dass die Paleo Ernährung nicht mehr zeitgemäß sei, da sich unsere Gewohnheiten und Lebensweisen im Vergleich zur Steinzeit drastisch geändert haben. Zudem wird in der Paleo Ernährung sehr viel Fleisch und Eier konsumiert. Sie sollte also darauf achten es mit dem Fleischkonsum nicht zu übertreiben.

Insgesamt erfordert die Paleo Ernährung viel Zeit. Sie müssen in Ihrer Ernährung einiges umkrempeln. Die Herausforderung besteht darin, Paleo in den Alltag zu integrieren. Das heißt viel Vorbereitung und selbst kochen. Auf die Gesundheit und die Figur wirkt sich das Konzept jedoch positiv aus. Letztendlich müssen Sie entscheiden, was zu Ihnen und Ihrem Paleo Ernährungskonzept passt und was nicht. Probieren Sie es doch einfach aus.

Rezeptideen:

Frühstück:

AVOCACO SCHIFFCHEN MIT EI
Die gefüllten Avocado Hälften mit Ei eignen sich hervorragend als gesunden Start in den Tag. Die Powerfrucht enthält viele gesunde Fette.

Nährwerte: 120 Kalorien, 6 g Kohlenhydrate, 18 g Fett, 10 g Eiweiß

Zutaten: (4 Portionen)

4 Eier

2 reife Avocados

Salz

Pfeffer

Schnittlauch

Zubereitung:

1. Backofen auf 180 ° vorheizen.

2. Halbieren Sie die Avocado und entfernen Sie den Kern und legen die Hälften auf ein Backblech.

3. In die entstandene Mulde schlagen Sie jeweils 1 Ei auf. Mit Salz und Pfeffer würzen und 20 bis 25 Minuten backen, bis das Ei nicht mehr flüssig ist.

4. Zum Schluss können Sie die Avocados mit Schnittlauch servieren.

Das Rezept lässt sich übrigens in alle Richtungen variieren. Sie können auch Paprika hinzufügen oder, wenn Sie es deftiger mögen, auch gebratenen Speck hinzugeben.

MATCHA CHIA PUDDING

Dieses Rezept lässt sich sehr gut am Abend vorbereiten und enthält wenig Kohlenhydrate.

Nährwerte: 151 Kalorien, 13 g Kohlenhydrate, 10 g Fett, 5 g Eiweiß

Zutaten: (1 Portion)

1 Tasse Mandeldrink

2 Esslöffel Chiasamen

1 Teelöffel Matcha (Teepulver)

Honig

Zubereitung:

1. Füllen Sie die Milch in eine Schale und geben die Chiasamen hinzu. Die Konsistenz des Chia-Puddings hängt von der Menge der Flüssigkeit ab.

2. Geben Sie das Matchapulver hinzu. Anschließend mit Agavendicksaft süßen.

3. Den Chia Pudding über Nacht im Kühlschrank quellen lassen.

4. Garnieren können Sie den Pudding mit Nüssen und Früchten.

Hauptgerichte:

Fleisch:

MEDITERANE CABONATA MIT STEAK

Nährwerte: 269 Kalorien, 19 g Kohlenhydrate, 10 g Fett, 27 g Eiweiß

Zutaten: (4 Portionen)

200 g mageres Filet Steak

140 g frischer Blattspinat

2 Knoblauchzehen

400 g gehackte Tomaten (Dose)

1 rote Zwiebel

1 EL Kapern

2 Stangen Sellerie (in Scheiben geschnitt4en)

Pfeffer nach Geschmack

1 Esslöffel Balsamico Essig

½ Teelöffel getrockneten Oregano

Zubereitung:

1. Für die Cabonata Zwiebeln und gehackten Knoblauch in einer Pfanne anschwitzen.
2. Geben Sie anschließend die Tomaten, den Sellerie, die Kapern, den Oregano und den Balsamico Essig hinzu.
3. Lassen Sie die Soße zugedeckt ca. 30 Minuten bei mittlerer Hitze köcheln. Gelegentlich umrühren.
4. Das Steck mit Pfeffer würzen und von beiden Seiten bis zum gewünschten Gar Grad anbraten.
5. Blanchieren Sie den Spinat ein paar Sekunden in kochendem Wasser
6. Verteilen Sie zunächst die Soße auf einem Teller. Geben Sie anschließend das Häufchen Spinat darauf. Zum Schluss das Steak auf den Spinat legen.

Fisch:

HIMBEER BALSAMICO LACHS

Der Lachs eignet sich hervorragend als leichtes Sommergericht und für eine eiweißreiche Ernährung.

Nährwerte: 272 Kalorien, 9 g Kohlenhydrate, 12 g Fett, 29 g Eiweiß

Zutaten: (4 Portionen)

1 ½ Pfund Lachsfilets

2 TL Öl

2 Knoblauchzehen

2 Datteln

1 Tasse Himbeeren

3 EL. Balsamico Essig

1 ½ TL. frische Thymianblätter

Salz und Pfeffer nach Geschmack

Zubereitung:

1. Backofen (Grill-Funktion) auf 180 ° vorheizen.
2. Pflanzenöl im Topf erhitzen und den Knoblauch kurz anbraten.
3. Fügen Sie die Datteln, die Himbeeren und den Balsamico Essig hinzu. Ca. 5-7 Minuten kochen lassen und dabei gelegentlich umrühren, bis die Soße eingedickt ist.
4. Danach mit Thymian, Salz und Pfeffer abschmecken. Wenn Sie Soße etwas filigraner mögen, können Sie diese im Anschluss noch durch ein feinmaschiges Sieb passieren.
5. Den Lachs auf der Hautseite auf ein Backblech legen und zusätzlich mit Salz und Pfeffer würzen. Den Fisch mit der Himbeersauce glasieren und ca. 8 – 10 Minuten grillen.

Alternativ kann der Lachs auch in der Pfanne auf der Hautseite gebraten und zuvor mit der Soße glasiert werden.

Vegetarisch:

GEBACKENE EIER

Ein deftiges Gericht bestehend aus nur 4 Zutaten, falls es mal schnell gehen muss.

Nährwerte: 114 Kalorien, 3 g Kohlenhydrate, 7 g Fett, 9g Eiweiß

Zutaten: (4 Portionen)

400 g gehackte Tomaten (Dose)

100g frischer Blattspinat

4 Eier

Chilli

Zubereitung:

1. Den Backofen auf 200 ° vorheizen.
2. Den Spinat kurz blanchieren und in kleine Auflaufschalen verteilen.
3. Würzen Sie die Tomaten mit Chili und ggf. Salz und Pfeffer und geben Sie diese in die Auflaufschalen.
4. Formen Sie in das den Schalen jeweils eine kleine Kuhle und schlagen Sie darin ein Ei auf.

5. Anschießend für 12 – 15 Minuten backen.

Probieren Sie die das Gericht zum Beispiel alternativ auch mit gebratenem Speck. Sie können auch weiteres Gemüse zum Beispiel Brokkoli oder Paprika in die Auflaufform geben.

Dessert:

SCHNELLE FUDGE BROWNIES (UNGEBACKEN)

Extrem saftige Brownies für die Sie nicht mal einen Backofen benötigen.

Nährwerte: 205 Kalorien, 29 g Kohlenhydrate, 10 g Fett, 3 g Eiweiß

Zutaten: (ca. 16 Brownies)

Teig:

2 Tassen Datteln

5 Esslöffel Kakaopulver

1 ½ Tassen Walnüsse

2 Teelöffel Wasser

1 Teelöffel Vanillearoma

1 Prise Salz

Glasur:

¼ Tasse Kakaopulver

1 Teelöffel Vanillearoma

¼ Tasse Ahornsirup (Alternativ: Agavendicksaft)

2 Esslöffel Kokosöl

Zubereitung:

1. Zerkleinern Sie zunächst die Datteln mit den Walnüssen in eine Küchenmaschine

2. Anschließend den Kakao, das Vanillearoma und das Wasser hinzugeben, bis eine trockene Masse entsteht.

3. Verteilen Sie die Masse gleichmäßig in einer Backform und drücken Sie den Teig ein wenig an.

4. Für die Glasur den restlichen Kakao, Vanillearoma, Ahornsirup / Agavendicksaft und das Kokosöl verrühren bis eine Paste entsteht.

5. Die Paste auf dem Teig gleichmäßig verteilen.

6. Die Brownies müssen auf dem Backblech für mindestens 2 Stunden in den Kühlschrank.

Im Kühlschrank halten die Brownies bis zu zwei Wochen, gefroren noch etwas länger.

SCHOKOCOOKIES

Knusprige Schoko-Kekse mit leckeren Schokoladenstückchen.

Nährwerte: 179 Kalorien, 14 g Kohlenhydrate, 14 g Fett, 3 g Eiweiß

Zutaten: (12 Kekse)

1 Ei

1 Teelöffel Vanillearoma

½ Tasse Kokosnusszucker

¼ Tasse Kokosöl

¼ Tasse Kokosmehl

1 Tasse Mandelmehl

½ Teelöffel Backpulver

85 g dunkle 80%ige Schokolade

1 Prise Salz

Zubereitung:

1. Backofen auf 180 ° vorheizen.
2. Das Ei leicht aufschlagen.
3. Anschließend das Kokosöl, den Kokosnusszucker und das Vanillearoma hinzugeben.
4. Das Mandel-, Kokosmehl, Salz und das Backpulver hinzufügen, bis ein Teig entsteht. Danach die Schokolade unterheben.
5. Mit einem großen Esslöffel kleine Teighaufen auf dem Backbleck formen. Diese werden vorsichtig etwas plattgedrückt.
6. Die Kekse werden ca. 10 – 13 Minuten gebacken.

Do's & Don'ts

TRINKEN, TRINKEN, TRINKEN!

Egal wie Sie vorhaben Gewicht zu verlieren, die beste Ernährungsumstellung bringt Ihnen nur wenig, wenn Sie nicht genügen trinken. Sie haben wahrscheinlich schon so viele Male gehört, dass unser Körper mindestens zu 60% aus Wasser besteht. Und das stimmt auch. Wasser ist die Grundlage allen Lebens. Ohne Wasser können weder wir noch andere Lebewesen oder Pflanzen existieren. Wasser wird benötigt, damit unser Organismus richtig funktioniert. Wasser ist für sämtliche Körperfunktionen verantwortlich. Das Gehirn, den Stoffwechseln, den Abtransport von Schadstoffen, die Aufnahme von Nährstoffen und auch sonst für nahezu alles was in unserem Organismus passiert.

Doch inwiefern hilft Wasser trinken beim abnehmen? Wenn Sie Durst haben, ist es eigentlich schon zu spät. Dann ist Ihr Körper schon leicht dehydriert und sendet das Signal, dass langsam wieder Flüssigkeit zugeführt werden muss. Trinken sollten Sie also auch dann, wenn Sie eigentlich keinen Durst haben. Manchmal jedoch, kann unser Gehirn die Signale auch nicht genau auseinanderhalten. So kommt es vor, dass Durst mit Hunger verwechselt wird. Wenn Sie Hunger verspüren kann es helfen einfach mal ein Glas Wasser zu trinken. Zudem hilft Flüssigkeit den Magen zu füllen. Trinken Sie doch vor jeder Mahlzeit einfach mal ein Glas Wasser. Sie werden feststellen, dass Sie schneller satt sind, da der Magen bereits gefüllt ist. Tipp: Trinken Sie direkt nach dem Aufstehen ein großes Glas Wasser, am besten jedoch einen halben Liter. Dies gleicht die Dehydrierung von der Nacht aus, und weckt Ihren Stoffwechsel auf.

Das beste Getränk zum Abnehmen aber auch für den Alltag ist und bleibt das klassische Wasser. Es enthält weder Kalorien noch Fett oder Kohlenhydrate. Dafür aber wichtige Mineralien. In Deutschland können Sie übrigens ohne Bedenken das Leitungswasser trinken. Unser Trinkwasser ist das am stärksten kontrolliere Lebensmittel überhaupt. Zudem gibt es auch extra Filteranlagen oder Aufsätze für den Wasserhahn, die Kalk und Metalle herausfiltern. Einige Wassersorten aus dem Supermarkt enthalten jedoch mehr Mineralien als

Leitungswasser. Zum Abnehmen eignet sich übrigens stilles Wasser am besten. Dies ist für die meisten zwar die langweiligere Variante allerdings soll Studien zufolge Kohlensäure nicht förderlich für den Abnehmprozess sein. Auf Softdrinks sollten Sie im Übrigen verzichten. Auch auf die zuckerfreien Varianten. Diese enthalten nämlich Süßstoffe die den Heißhunger anregen oder gesundheitsschädlich sein können. Softdrinks oder Limos liefern leider oft auch unerwünschte Kalorien und löschen den Durst schlichtweg nicht. Ebenso Fruchtsäfte sollten mit Vorsicht genossen werden. Diese gelten zwar als sehr gesund, enthalten aber auch viel Fruchtzucker der nicht wesentlich gesünder ist als normaler Zucker. Deswegen sollten Sie Fruchtsäfte großzügig mit Wasser verdünnen.

Wie auch beim Nahrungsverzicht ist der Geschmack von Wasser Gewöhnung. Wenn Sie süße Getränke gewohnt sind, wird Ihnen Wasser vermutlich erstmal gar nicht oder nur fade schmecken. Ähnlich verhält es sich bei Tee oder Kaffee. Lassen Sie doch künftig einfach mal den Honig, den Zucker oder den Süßstoff in Ihrem Heißgetränk weg. Zunächst werden Ihnen die Getränke vermutlich nicht mehr schmecken. Aber Sie werden sich daran gewöhnen und nach zwei bis vier Wochen ist es für Sie völlig normal geworden, und gesüßte Heißgetränke werden Ihnen dann zu süß schmecken. Genauso verhält es sich mit dem Geschmack von Wasser. Können Sie sich gar nicht daran gewöhnen können Sie Ihr Wasser auch mit einer Zitronenscheibe oder anderem Obst aromatisieren.

Wie viel Flüssigkeit sollten Sie pro Tag eigentlich nun trinken? Die Empfehlungen für die tägliche Mindestmenge die konsumiert werden sollte gehen etwas auseinander. Die meisten Empfehlungen sprechen sich für mindestens zwei bis drei Liter Wasser pro Tag aus, gerne auch mehr besonders wenn Sie sportlich aktiv sind. Wenn Sie viel trinken geht es Ihnen nicht nur innerlich, sondern auch äußerlich gut. Die Haut wird rosiger und praller. Für Menschen die von Natur aus nur wenig Trinken mag das alles erstmal utopisch klingen ist aber dennoch machbar. Denn das Trinken kann man nämlich lernen. Auch hier ist das Zauberwort wieder: Gewöhnung. Versuchen Sie sich langsam an das Ziel von drei Litern Wasser pro Tag heranzutasten. Es gibt zum Beispiel spezielle Apps die Sie regelmäßig ans trinken erinnern. Hier können Sie auch Ihre zugeführte Flüssigkeit genau dokumentieren. Hier noch ein paar Tipps für Sie:

1. Trinken Sie auch wenn Sie keinen Durst haben.
2. Versuchen Sie bis zu einer bestimmten Uhrzeit eine bestimmte Menge Wasser getrunken zu haben. Zum Beispiel im Zeitraum von 8 bis 13 Uhr 1 Liter Wasser.

3. Ihr Glas oder Ihre Flasche sollte nie leer sein. Füllen Sie beides immer wieder auf.

4. Stellen Sie sich morgens in einer großen Kanne oder Flasche die Menge die Sie über den Tag trinken möchten schon zurecht. Morgens ist die Flasche voll abends sollte Sie dann leer sein. So können Sie selbst besser Ihre Folge sehen.

Kann man eigentlich zu viel Wasser trinken? Theoretisch ist es auch möglich zu viel Wasser zu trinken. Es gibt eine sogenannte Wasservergiftung. Allerdings ist das extrem selten. Wenn Sie nicht 10 Liter pro Tag trinken müssen Sie keine Bedenken haben.

Übrigens sollten Sie bei fruchtigen Smoothies ebenfalls aufpassen. Seit jeher wird suggeriert Smoothies wären sehr gesund und eine schnelle Alternative zu herkömmlichen Obst und Gemüse. Tatsächlich enthalten Smoothies mit vielen Früchten jedoch große Mengen an Zucker. Teilweise bis zu 15 g pro 100 ml. Dabei handelt es sich zwar um Fruchtzucker, dennoch bleibt Zucker eben Zucker und ist nicht weniger bedenklich. Lassen Sie sich einmal folgendes Beispiel durch den Kopf gehen. Mal angenommen Sie benötigen für 100 ml Smoothie fünf Äpfel. Beim Auspressen der Äpfel gehen viele wichtige Ballaststoffe verloren, wodurch der Fruchtdrink auch nicht mehr richtig satt macht. Im Normalfall würden Sie an einem Tag auch keine fünf Äpfel essen. Sie nehmen also überproportional viel Fruchtzucker zu sich, die sättigenden Ballaststoffe gehen jedoch verloren, auch wenn Sie viele Vitamine damit aufnehmen. Essen Sie das Obst lieber pur in der Reinform. Wenn Sie doch nicht auf Ihren Smoothie verzichten wollen, versuchen Sie es doch mal mit einem grünen Smoothie. Diese bestehen überwiegend aus Gemüse und enthalten dadurch weitaus weniger Zucker.

GRÜNER SMOOTHIE

Nährwerte (pro 100 g): 54 Kalorien, 11 g Kohlenhydrate (5,5 g Zucker), 1,3 g Fett, 1,1 g Protein

Zutaten: 1 Portion

1 Apfel

½ Avocado

1 Banane

70 g Grünkohl

1 Stange Sellerie

30 g frischer Spinat

1 Stück Ingwer (daumengroß)

Koriander

1 handvoll Nüsse nach Wahl

Zubereitung:

1. Geben Sie die Zutaten nach und nach in einen Mixer.
2. Zerkleinern Sie alles bis die gewünschte Konsistenz erreicht ist.

Übrigens: Wenn Sie Ihre Fettverbrennung und Ihren Stoffwechsel richtig ankurbeln wollen, dann sind Ingwer und Zitrone ein wahres Wundermittel. Die Zitrone und der Ingwer können mit heißem Wasser als Tee genossen werden. Oder Sie geben beide Zutaten in stilles Wasser und stellen es über Nacht in den Kühlschrank. So bekommen Sie eine erfrischende Limonade. Trinken Sie morgens direkt nach dem Aufstehen auf nüchternen Magen, ein Glas oder eine Tasse von dem Zitronen Ingwer Wasser oder dem Tee. Die Zitrone enthält viel Vitamin C, dass Ihr Immunsystem stärkt. Der Ingwer ist reich an entzündungshemmenden Stoffen. Diese helfen dem Körper bei der Selbstreinigung und zaubern zudem noch eine schöne Haut. Die Scharfstoffe im Ingwer kurbeln sowohl die Verdauung als auch den Stoffwechsel an. Das Getränk ist also ein richtiger Fettburner.

COUCHPOTATOE ODER MARATHONLÄUFER?

Um es direkt vorweg zu sagen: Sport oder regelmäßige Bewegung sind nicht nur für das Abnehmen wichtig, sondern auch ganz besonders für die Gesundheit! Wer Sport treibt ist glücklicher, bleibt gesund und lebt auch nachweislich länger. Wenn Sie Abnehmen möchten und vor allem dauerhaft schlank bleiben wollen, führt kein Weg an kontinuierlicher Bewegung vorbei. Dennoch kann das mit dem Sport eine ziemlich ungerechte Sache sein. Denn wieviel Sport Sie treiben müssen, um sichtbare Ergebnisse zu erzielen oder abzunehmen, hängt auch von Ihren Genen ab. Während die einen das Fitnessstudio gefühlt nur von außen ansehen müssen, um eine tolle Figur zu haben, müssen andere richtig ackern. Leider gehört man selbst oft zu den anderen.

Doch welche Rolle spielt Sport eigentlich bei Abnehmen? Grundsätzlich gilt: Für ein dauerhaftes Abnehmen ohne Jojo-Effekt führt kein Weg an ausreichender Bewegung vorbei. Dennoch ist es nicht unbedingt notwendig, dass Sie ab sofort jeden Tag mehrere Stunden Sport treiben. Auch mit weniger Einsatz kann ein gutes Ergebnis erzielt werden. Wie das geht?

Zunächst sollten wir uns ansehen, wie das mit den lästigen Kalorien überhaupt funktioniert. Unser Körper hat einen sogenannten Grundumsatz. Das bedeutet, dass unser Körper ständig Energie verbrauchen muss, nur um uns am Leben zu erhalten. Auch wenn wir scheinbar nichts tun, muss unser Organismus unaufhörlich arbeiten. Alleine das Atmen, Herzschlag, Blutzirkulation die Funktionen unserer Organe, als das ist natürlich auch aktiv, wenn wir uns nicht bewegen oder schlafen. Zudem muss in unserem Körper immer eine Temperatur von durchschnittlich 36 ° bis 37 °aufrechterhalten werden. Die Energie die benötigt wird um uns am Leben zu erhalten nennt sich Grundumsatz. Wie hoch der Grundumsatz ist, lässt sich pauschal nicht sagen. Auch hier sind wieder Faktoren wie der Stoffwechsel oder die Gene entscheidend. Im Durchschnitt liegt der Grundumsatz bei Frauen bei ca. 1300 Kalorien und bei Männern um die ca. 1700 Kalorien pro Tag. Wenn Sie regelmäßig Sport treiben, können Sie Ihren Grundumsatz erhöhen und somit auch die Kalorien die Sie täglich zuführen können.

Soweit so gut. Dennoch sollten Sie nicht den Fehler begehen, dann einfach mehr zu essen, da der Grundumsatz erhöht wird. Auch hier brauchen Sie nämlich wieder ein Kaloriendefizit um Gewicht zu verlieren. Wie gesagt Sport und Bewegung halten gesund und fit aber nur durch Sport allein, jedoch ohne eine adäquate Ernährung, ist kein Gewichtsverlust erreichbar. Das Verhältnis von einer gesunden Ernährung zu Sport liegt nämlich, wie Experten behaupten, bei 90:10! Sie haben richtig gelesen. Gut 90% des Abnehmerfolgs ist von der Ernährung abhängig. Sie könnten also mit gesunder Ernährung und dafür nur wenig Bewegung trotzdem abnehmen. In einem Bürojob zum Beispiel, bewegen wir uns die meiste Zeit sowieso nur sehr wenig. Drei Stunden Sport pro Woche können das Defizit an Bewegung jedoch nicht ausgleichen. Da wir uns nicht sieben Tage in der Woche nonstop am Stück sportlich betätigen, wird unser Gewicht ohnehin stärker von der Ernährung beeinflusst. Umgekehrt funktioniert das allerdings nicht. Wenn Sie sehr viel Sport treiben aber nur Fastfood essen würden, nehmen Sie vermutlich nichts ab. Sie würden wahrscheinlich trotzdem zunehmen oder Ihr Gewicht allenfalls halten. Menschen die sehr stark übergewichtig sind, sollten sogar am Anfang der Abnehmphase auf zu viel Sport verzichten und sich erstmal nur leicht bewegen, zum Beispiel durch Spaziergänge oder schwimmen. Sofort mit schwerem Training anzufangen würde in diesem Stadium den Gelenken schaden. Stark adipöse Menschen sollten also erst ein wenig Gewicht verlieren, bevor Sie mit dem Training im Fitnessstudio beginnen.

Das Sport gar nicht so wesentlich zum Abnehmerfolg beiträgt heißt natürlich nicht, dass Sie grundsätzlich darauf verzichten sollen. Sportliche Aktivität hilft Ihnen dabei Ihren Körper zu formen und nach der Ernährungsumstellung Ihr Gewicht weiterhin zu halten. Durch den gezielten Muskelaufbau wird Ihr Körper nicht nur definierter, sondern auch Ihre Haut wird straffer. Zudem verbrauchen mehr Muskeln zusätzlich Energie. Durch mehr Muskelmasse steigt Ihr Grundumsatz, wodurch Sie ein wenig mehr essen können. Besonders nach dem Sport verbrauchen Sie viel Energie und der Muskelaufbau beginnt. Deswegen sollen Sie nach dem Workout nichts mehr essen und ausreichend Wasser trinken.

Doch welcher Sport ist überhaupt der richtige? Und welche Fehler sollten Sie vermeiden? Bei Bewegung und Sport ist die Regelmäßigkeit das aller wichtigste. Es bringt also nichts, wenn Sie sich alle paar Wochen einmal bei einem anstrengenden Workout auspowern und dann wieder sechs Wochen nicht mehr aktiv sind. Sie müssen sich demnach regelmäßig bewegen um einen Effekt zu erzielen. Dabei ist ganz wichtig: Finden Sie etwas, dass Ihnen Spaß macht. Nicht jeder Mensch ist gleich. Während die einen das Fitnessstudio als Ausgleich brauchen, sind die anderen eher Sportmuffel und empfinden Sport oftmals nur als anstrengend und lästig. Umso wichtiger ist es, etwas zu finden, dass zu einem passt. Wenn Ihnen Sport sowieso keinen Spaß macht und Sie sich jedes Mal dazu zwingen müssen, werden Sie das wahrscheinlich auf lange Sicht nicht durchhalten und wieder in Ihr altes Bewegungsmuster zurückfallen. Viele Fitnessstudios bieten zudem zahlreiche Kurse an, von Zumba über Yoga bis hin zum Muskelaufbau. Wenn Sie nicht gerne Joggen können Sie es auch mit leichtem gehen versuchen. Bewegung muss nicht zwangsläufig immer extrem anstrengend sein. Kleine Bewegungseinheiten täglich können mitunter genauso Effektiv sein wie 2 Workouts in der Woche. Die Regelmäßigkeit macht den Unterschied.

Wenn Sie aktiv Sport treiben, beispielweise im Fitnessstudio, sollten Sie auf eine gesunde Mischung zwischen Ausdauer- und Krafttraining achten. Ausdauersport verbrennt zwar erst einmal viele Kalorien aber Krafttraining hilft dabei Muskeln aufzubauen. Muskeln selbst verbrauchen ebenfalls Energie und erhöhen somit den Grundumsatz. Auf lange Sicht ist

Krafttraining also genauso sinnvoll, weil Sie dadurch dauerhaft Kalorien verbrennen. Aber Achtung: Lassen Sie sich nicht entmutigen, wenn Sie am Anfang vielleicht nichts abnehmen oder gar zunehmen. Muskeln sind bekanntlich schwerer als Fett. Der Muskelaufbau kann also zu einer leichten Gewichtszunahme führen. Dadurch wird Ihr Körper jedoch trotzdem definierter und straffer, auch wenn Sie nichts abgenommen haben. Wenn Sie Anfänger oder Anfängerin sind und erst neu mit dem Sport beginnen, sollten Sie darauf achten sich zwischen den Sporteinheiten mindestens einen Tag Pause zu gönnen. Dieser Zeit braucht Ihr Körper um sich zu regenerieren. Wenn Sie es übertreiben, kann das im schlimmsten Fall zu Verletzungen führen.

Besonders effektiv ist das sogenannte Intervalltraining. Hierbei wird während des Trainings zwischen starken Belastungs- und Ruhephasen abgewechselt. Wenn Sie beispielweise auf dem Laufband trainieren, geben Sie in der Belastungsphase komplett alles. Sie laufen zwei Minuten lang so schnell Sie können. Danach gibt es eine Ruhepause in der Sie eine Minute lang ganz normal laufen. Dann geht es wieder mit der Belastung weiter. Diese Art des Trainings soll besonders effektiv für die Fettverbrennung und den Stoffwechsel sein. Bei Anfängerinnen und Anfängern wachsen die Muskeln zunächst sehr schnell.

Das wichtigste noch einmal kurz für Sie zusammengefasst:

1. Sport ist nur effektiv, wenn er regelmäßig ausgeübt wird. Entscheiden Sie sich deshalb für etwas, dass Ihnen Spaß macht.
2. Nach dem Sport sollten Sie keine schweren Mahlzeiten mehr zu sich nehmen.
3. Zu Abnehmen ist am besten eine Mischung aus Kraft- und Ausdauertraining geeignet.
4. Gönnen Sie sich eine Pause zwischen den Trainingstagen.
5. Muskeln erhöhen den Kalorienverbrauch, was auf Dauer schlank und fit macht.

FERTIGPRODUKTE VERBOTEN?

In unserer heutigen Gesellschaft, hat nicht jeder Zeit jeden Tag frisch zu kochen. Da muss es im Alltag auch mal die Kantine oder das Fertiggericht sein. Aber geht das mit einer Diät überhaupt? Viele Kantinen bieten Salatbars an. Hier sollten Sie sich überwiegend bedienen. Versuchen Sie auf die typische Currywurst zu verzichten. Fertigprodukte an sich enthalten oft viel Salz, Zucker oder Kalorien. Das heißt aber nicht, dass Sie nicht mal zur Tiefkühltruhe greifen dürfen. Gefrorenes Gemüse steht dem frischen Gemüse in nichts nach. Tiefkühlgemüse wird nach der Ernte direkt eingefroren. Dadurch bleiben viele wichtige Vitamine und Nährstoffe erhalten, die in frischem Gemüse nach ein paar Tagen verloren gehen. Da können Sie bedenkenlos zugreifen. Wenn Sie zu Fertigprodukten greifen sollten Sie darauf achten, dass es sich nicht um hochindustriell verarbeitete Produkte handelt. Es sollten so wenig Zusatzstoffe wie möglich enthalten sein. Sie müssen demnach ausführlich die Zutatenliste studieren und sollten sich ein wenig auskennen. Frische Produkte und selbstgemachte Gerichte sind immer noch die beste Variante. Ansonsten greifen Sie gerne zum Gemüse, Salat oder Vollkornprodukten. Tipp: Haben Sie schon einmal in der Drogerie eingekauft? Viele Drogerien haben eine große Auswahl an Lebensmitteln. Dort gibt es unter anderem auch Bioprodukte und besonders viel aus dem vegetarischen und veganen Bereich zu kaufen. Was teuer klingt ist es gar nicht. Oft sind die veganen Produkte in der Drogerie weitaus günstiger als im Supermarkt und haben trotzdem Bio-Qualität.

Die goldenen Regeln

Die Sache mit dem Abnehmen kann mitunter ganz schön kompliziert sein, muss es aber nicht. Mit ein paar einfachen Tricks können Sie schnell überflüssige Pfunde verlieren. Wenn Sie diese Hinweise beherzigen steht Ihrem Abnehmerfolg nichts mehr im Weg!

1. **Setzen Sie sich nicht zu sehr unter Druck.** Natürlich möchte jeder so schnell wie möglich die Früchte der harten Arbeit ernten. So schnell geht es aber oftmals nicht. Der Körper muss sich erst an die neue Ernährung gewöhnen und braucht etwas Zeit um den Stoffwechsel umzustellen. Seien Sie also nicht zu ungeduldig, wenn nicht sofort die Pfunde purzeln. Lassen Sie sich Zeit. Es ist besser langsam aber nachhaltig und langfristig abzunehmen, als schnell ein paar Kilos zu verlieren die genauso schnell im Jojo-Effekt wiederkommen.

2. **Auch der richtige Zeitpunkt ist entscheidend.** Haben Sie momentan eine schwierige Phase oder geht es Ihnen nicht gut? Sind Sie derzeit gestresst? Abnehmen geht leider nicht immer nebenbei, sondern erfordert manchmal viel Zeit und Disziplin. Zudem hat das Abnehmen auch sehr viel mit der psychischen Verfassung zu tun. Es wird Ihnen leichter fallen, wenn Sie entspannt sind als unter einer Stresssituation. Warten Sie dann

lieber noch ein oder zwei Wochen länger bis Sie mit Ihrer Diät beginnen. Dann fällt es Ihnen leichter.

3. **Verlieren Sie nicht die Motivation!** Bei jeder Abnehmphase taucht es auf, das tiefe Loch der Demotivation. Niemand ist davor sicher und jeder fällt einmal hinein. Besonders am Anfang werden Sie, je nach Ausgangsgewicht, vermutlich erstmal gut oder recht viel abnehmen. Der Organismus und der Stoffwechsel haben sich umgestellt und alles läuft wie am Schnürchen. Nach einiger Zeit jedoch, wird es mit dem Gewichtsverlust wesentlich langsamer voran gehen als am Anfang. Eventuell wird sogar eine Phase kommen in der Sie gar nichts abnehmen, obwohl Sie sich streng an Ihren Ernährungsplan gehalten haben. Wenn Sie an diesem Punkt angekommen sind, brauchen Sie viel Geduld um weiterhin durchhalten zu können. Stellen Sie sich am besten 1-mal in der Woche auf die Waage. So ist der gesamte Erfolg besser sichtbar, als beim täglichen Gang auf die Waage. Lassen Sie sich nicht entmutigen. Bis zu Ihrem Wunschgewicht geht es noch weiter. Nur eben etwas langsamer.

4. **Wenn Sie nachhaltig abnehmen wollen, hilft nur eine dauerhafte Ernährungsumstellung.** Man kann es gar nicht oft genug betonen. Eine Diät im herkömmlichen Sinn bringt auf lange Sicht nicht viel. Wenn Sie abnehmen und dauerhaft schlank bleiben wollen, müssen Sie Ihre Ernährung langfristig umstellen. Nur so können Sie Ihr Gewicht wirklich halten.

5. **Wählen Sie eine Ernährungsweise die zu Ihnen passt.** Am wichtigsten ist, dass Ihr Ernährungskonzept zu Ihnen und Ihrem Leben passt. Sie müssen sich selbst wohlfühlen. Sonst ist das Projekt wohl oder übel zum Scheitern verurteilt. Nur wenn Ihre Ernährungsumstellung für Ihren Alltag tauglich ist, können Sie Ihr Gewicht auf Dauer halten.

Viel Erfolg!

www.ingramcontent.com/pod-product-compliance
Lightning Source LLC
Chambersburg PA
CBHW050708250726
48662CB00002B/913